AF383833

Novembre 1895

ANNALES
DE MICROGRAPHIE

SPÉCIALEMENT CONSACRÉES

A LA BACTÉRIOLOGIE

AUX PROTOPHYTES ET AUX PROTOZOAIRES

RÉDACTEUR PRINCIPAL

P. MIQUEL, Docteur en médecine, Docteur ès-Sciences
Chef du Service micrographique à l'Observatoire municipal de Montsouris

SECRÉTAIRES DE LA RÉDACTION

FABRE-DOMERGUE, Docteur ès-Sciences, Directeur adjoint
du laboratoire de Zoologie maritime de Concarneau.

Ed. DE FREUDENREICH, Chef du Service bactériologique
de l'école de laiterie de la Rütti (Berne).

De l'influence des agents physico-chimiques sur les
anaérobies pathogènes du sol
Par le Docteur **FRANCESCO SANFELICE**

PARIS

GEORGES CARRÉ, ÉDITEUR

3, RUE RACINE

DE L'INFLUENCE
DES AGENTS PHYSICO-CHIMIQUES SUR
LES ANAÉROBIES PATHOGÈNES DU SOL

PAR

Le Docteur FRANCESCO SANFELICE

(Institut d'hygiène expérimentale de l'Université royale de Rome)

Les études poursuivies ces dernières années nous ont appris que l'on trouve dans le sol, à côté des germes saprophytes, quelques anaérobies pathogènes, comme par exemple ceux de l'œdème malin et du tétanos. C'est Pasteur qui, avec Joubert et Chamberland, trouva dans le sol le microorganisme anaérobie pathogène auquel il donne le nom de vibrion septique et que Koch appela plus tard bacille de l'œdème malin. A Nicolaier revient le mérite d'avoir démontré que l'on rencontre aussi dans le sol des bacilles qui, inoculés dans le tissu sous-cutané des rats, des cobayes et des lapins, provoquent un tétanos typique mortel. On sait, en outre, que l'on peut rencontrer dans le sol de certaines localités un autre microorganisme anaérobie pathogène, le bacille du charbon symptomatique, découvert par Arloing, Cornevin et Thomas. Dans le corps des animaux morts du charbon symptomatique, les bacilles forment des spores quelques heures après la mort, et les spores en infectant le terrain peuvent devenir une cause d'infection pour d'autres animaux.

On connaît encore peu la biologie des microorganismes pathogènes du sol et nous ne savons que très peu de chose au sujet de la biologie des trois anaérobies pathogènes.

Soyka (1), le premier, a exécuté une série de recherches
pour savoir comment se comporte dans le sol le bacille du
charbon et il est arrivé à la conclusion que ce microorganisme forme ses spores dans la terre plus rapidement
quand il y existe un certain degré d'humidité. Pasteur,
mélangeant le sang d'un animal mort du charbon avec de
la terre tenue à une température égale à celle de l'été, vit
les bacilles charbonneux non seulement se multiplier, mais
aussi produire des spores après peu de temps. Crookshank
a pu constater la présence du bacille du charbon dans un
sol dans lequel on avait enfoui des animaux morts du charbon. Grancher et Deschamps ont conclu de leurs observations sur le mode de se comporter du bacille typhique
dans le sol, qu'il s'y maintient vivant pendant plus de
5 mois.

De Giaxa (2) étudia la façon dont se comporte le bacille
du choléra dans la terre de jardin, dans l'argile et dans le
sable et arriva au résultat que, quand le bacille cholérique pénètre dans un sol riche en bactéries communes,
même s'il y trouve des conditions favorables à son existence et à sa reproduction, il succombe rapidement dans la
lutte qui a lieu entre lui et les bactéries vulgaires ; que
quand le bacille du choléra pénètre en nombre relativement
grand dans un terrain contenant peu de bactéries vulgaires, non seulement sa conservation, mais même sa reproduction deviennent possibles, et que la composition des
divers terrains n'exerce pas une influence notable sur la
conservation et la reproduction du bacille cholérique dans
la terre.

Kitasato (3) a recherché dans quels mois de l'année les
bacilles du charbon sont susceptibles de former des spores
à diverses profondeurs du sol et a trouvé qu'à une profondeur de 1/2 à 1 mètre ils donnent des spores dans les
mois de juin, juillet et août ; qu'à 1/2 mètre ils se multi-

---

(1) 1887. Soyka, Der Boden. *Handbuch der Hygiene von Pettenkofer und
Ziemssen*, p. 199.

(2) 1889. De Giaxa, Le bacille du choléra dans le sol. *Annales de Micrographie*, II, p. 222.

(3) 1890. Kitasato, Untersuchungen über die Sporenbildung der Milzbrand-
bacillen in verschiedenen Bodentiefen. *Zeitschrift für Hygiene*, VIII, p. 198.

plient en juillet seulement, mais sans donner de spores et qu'à 3 mètres ils ne se développent plus du tout. Ceci est également en harmonie avec le fait, que la multiplication et la sporulation du bacille charbonneux sont en rapport avec la température. Je ne parlerai pas ici des autres travaux, parce qu'ils traitent des fonctions vitales des microorganismes pathogènes dans des conditions différentes de celles dans lesquelles vivent les anaérobies pathogènes.

Tout ce que je viens d'exposer concerne la biologie des germes pathogènes qui peuvent éventuellement être rencontrés dans le sol. Mais on n'a fait que très peu de recherches au sujet de l'action que les facteurs physiques et chimiques du sol peuvent exercer sur les microorganismes pathogènes que l'on rencontre constamment dans le sol et, plus particulièrement, sur les microbes pathogènes qui sont de nature anaérobie. Les observateurs qui se sont occupés de ces derniers d'une façon spéciale en ont, en partie, étudié la résistance à la chaleur (Kitasato, Penzo, Vincent et Vaillard, Arloing, Cornevin, Thomas, Kitt), à l'action de quelques substances chimiques habituellement employées comme désinfectants (Tizzoni et Cattani, Bossano et Steullet, Sormani), à l'action de l'acide carbonique (Fraenkel), leur résistance à la putréfaction (Bombicci), leur mode de se comporter dans les eaux (Schwartz). M'occupant depuis quelques années des anaérobies, j'ai pensé qu'il serait utile de commencer une série de recherches sur leur biologie dans le sol. Si l'on admet, avec Pettenkofer et son école, l'importance du sol dans le développement de certaines maladies, dont les germes ne s'y rencontrent qu'accidentellement, l'on doit considérer comme d'autant plus importante l'étude des germes pathogènes qui s'y trouvent constamment. Voir comment les anaérobies pathogènes et non pathogènes pénètrent dans le sol, combien de temps ils peuvent y vivre, sous forme de bacilles et sous formes de spores, comment ils se comportent à l'égard des eaux, de la chaleur, de la lumière solaire, des agents chimiques et de la constitution physique du sol, quel est leur sort dans les cadavres enterrés, rechercher s'ils se multiplient dans le sol et dans quelles conditions, si les pathogènes conservent toujours leur viru-

lence et si les non pathogènes et, spécialement, les pseudo-
bacilles de l'œdème malin, du tétanos et du charbon symp-
tomatiques peuvent acquérir la virulence dont l'absence
est leur seul trait différentiel, tels sont les objets principaux qui forment le plan de ce travail. On comprend facilement, d'une part, l'importance de ces études et, d'autre
part, les difficultés qu'elles présentent et le temps qu'elles
exigent. Dans cette première série de recherches, qui ont
demandé plusieurs mois de travail, et pour lesquelles
450 animaux d'expérience ont été employés, j'ai d'abord
étudié l'action que les agents physiques, tels que la chaleur
et la lumière solaire, peuvent exercer sur les anaérobies
pathogènes. En second lieu, j'ai recherché comment ces
microorganismes se comportent dans les eaux potables,
dans celles qui contiennent des substances organiques, de
nature animale ou végétale, en putréfaction, et à l'égard de
la dessiccation. J'ai ensuite voulu voir si les éléments
chimiques du sol, les gaz, tant ceux qui s'y trouvent
toujours que ceux qui ne s'y rencontrent qu'accidentellement, ainsi que les substances chimiques dissoutes,
exercent ou non une action nuisible sur eux. Pour compléter cette dernière partie, j'ai aussi étudié l'influence
que divers sels du sol mêlés ensemble, exercent sur les
mêmes microorganismes. Dans cette première série de
recherches j'ai étudié séparément l'action de ces divers
agents, en exagérant leurs effets à titre d'orientation pour
les études ultérieures à faire dans des conditions normales.
Dans mes études, j'ai de préférence choisi les spores
comme étant plus résistantes et plus fréquentes dans le
sol. Je ne me suis occupé qu'exceptionnellement des bacilles
en étudiant leur résistance à l'égard de la chaleur. J'exposerai les méthodes de recherches que j'ai employées dans
les chapitres que cela concerne.

CHAPITRE PREMIER

Action des agents physiques sur les anaérobies pathogènes du sol.

a. — Chaleur

J'ai étudié l'action de la chaleur sur de la terre de jardin dans laquelle je savais avec certitude se trouver des spores du bacille de l'œdème malin et du bacille du tétanos ; sur des cultures pures de gélatine et d'agar riches en spores des bacilles de l'œdème malin, du tétanos et du charbon symptomatique ; sur des cultures très jeunes des mêmes bacilles ; sur des émulsions dans du bouillon de l'œdème sous-cutané des cobayes morts d'œdème malin et de charbon symptomatique, et sur de la chair desséchée et finement pulvérisée de cobayes morts à la suite d'inoculations de cultures pures d'œdème malin et de charbon symptomatique. La terre, recueillie en divers endroits des deux jardins de l'Institut d'hygiène, était passée à travers la série des tamis de Knopp en recueillant dans un récipient celle dont les grains avaient une dimension de 0,2 et 0,3 millimètre. Après avoir ajouté une quantité suffisante d'eau, on agitait bien et l'on mettait 10 centimètres cubes du mélange dans des tubes à essai ordinaires fermés avec de la ouate et préalablement stérilisés. Ceux-ci étaient alors plongés dans de l'eau à la température que l'on voulait expérimenter. Il est clair qu'au moment où les tubes étaient placés dans l'eau chaude on plongeait dans leur intérieur un thermomètre contrôlé avec celui qui indiquait la température de l'eau extérieure. J'ai suivi les mêmes règles en soumettant à l'action de la température les cultures sur gélatine et agar.

Les chairs desséchées et finement pulvérisées des animaux morts d'œdème malin et de charbon symptomatique ont été exposées à l'action de la température de la façon suivante : on en pesait une certaine quantité (30 centi-grammes), on la mettait dans un tube à essai stérilisé et on ajoutait autant d'agar qu'il en fallait pour l'inclure. On procédait ainsi pour deux raisons : 1° pour faire en sorte que la chaleur se distribuât également ; 2° pour pouvoir facilement faire les inoculations dans le tissu sous-cutané des animaux. Les particules de tissus restent, en effet, bien prises dans l'agar et peuvent facilement être inoculées avec celui-ci dans le tissu sous-cutané des animaux. Les émul-sions de terre soumises à l'action de la température étaient inoculées dans le tissu sous-cutané des animaux au moyen de seringues munies d'aiguilles assez larges pour per-mettre le passage des grains de terre. On faisait de même pour les cultures sur gélatine et agar exposées à une tem-pérature qui les rendait liquides. Comme animaux d'expé-riences, je me suis servi de cobayes qui sont très sensibles à toutes les infections causées par la terre.

J'ai choisi les températures de 80 degrés, 90 degrés et 100 degrés pour les *spores des anaérobies* (émulsions de terre, vieilles cultures sur gélatine et agar, chairs dessé-chées d'animaux morts d'œdème malin et de charbon symptomatique), sachant déjà par de précédentes recherches qu'elles sont très résistantes à l'action de la chaleur, et celles de 60 degrés et 70 degrés pour les cultures très jeunes des anaérobies, celles-ci pour étudier l'action de ces températures sur les *bacilles*.

Commençons par les résultats des inoculations pratiquées sur des cobayes avec des émulsions de terre soumises à l'action de températures de 80 degrés, 90 degrés et 100 degrés. Ainsi qu'on le voit sur le tableau suivant, les spores des anaérobies pathogènes du sol sont détruites par une température de 80 degrés après un temps variant entre 4 et 5 heures, par une température de 90 degrés après 10 à 15 minutes, par une température de 100 degrés après 3 à 5 minutes. La majeure partie des cobayes inoculés avec les émulsions de terre sont morts de tétanos ; peu sont morts d'œdème malin, et très peu seulement d'une infection due au bacille du pseudo-œdème malin.

Terre de jardin soumise à l'action de la chaleur

80° PENDANT	COBAYES MORTS DE
1 heure	Tétanos. Tétanos. Œdème malin.
1 heure 1/4	Pseudo-œdème malin. Tétanos.
1 heure 1/2	Tétanos. Tétanos.
2 heures	Œdème malin. Tétanos.
3 heures	Tétanos. Œdème malin.
4 heures	Tétanos. Tétanos.
4 heures 1/4	Resté en vie. Resté en vie.
4 heures 1/2	Resté en vie. Resté en vie. Resté en vie.

90° PENDANT	COBAYES MORTS DE
10 minutes	Tétanos. Tétanos. Œdème malin.
15 minutes	Tétanos. Tétanos.
20 minutes	Resté en vie. Resté en vie. Resté en vie.
30 minutes	Resté en vie. Resté en vie. Resté en vie.

100° PENDANT	COBAYES MORTS DE
3 minutes	Tétanos. Tétanos.
5 minutes	Resté en vie. Resté en vie. Resté en vie.
10 minutes	Resté en vie. Resté en vie.
15 minutes	Resté en vie. Resté en vie.

Ce fait de la plus grande fréquence du tétanos chez les cobayes inoculés avec des échantillons de terre chauffée semblerait donner raison à Kitasato (1), qui dit avoir réussi à isoler du pus tétanigène le bacille du tétanos en étalant le pus à la surface de tubes d'agar ou de sérum tenus 48 heures à l'étuve à 36 degrés — 37 degrés et plongés ensuite dans un bain-marie réglé à 80 degrés pendant 3/4 d'heure à 1 heure, et en en faisant ensuite des plaques de gélatine maintenues dans une atmosphère d'hydrogène. De cette manière, il n'aurait obtenu sur les plaques de gélatine que des colonies de tétanos, ce qu'il explique en disant que les autres microorganismes anaérobies qui existent dans le pus tétanigène ont des spores moins résistantes à l'action de la chaleur et qui meurent après 30 minutes quand on les soumet à une température de 80 degrés. Il est probable que ce procédé d'isolement a réussi à Kitasato dans le cas de tétanos humain ; mais je ne crois pas que les expériences répétées sur des animaux inoculés avec de la terre d'après

---

(1) 1889. KITASATO, Ueber den Tetanus-bacillus. *Zeitschrift für Hygiene*, XII, p. 225.

le même procédé lui eussent donné les mêmes résultats positifs. De fait, j'ai inoculé à 20 cobayes, dans le tissu sous-cutané, 20 échantillons de terre; de suite, après la mort, j'ai recueilli avec une spatule de platine le pus au point d'inoculation, je l'ai étalé sur la surface d'un tube d'agar que j'ai tenu 48 heures à 37 degrés et puis pendant 3/4 d'heure à 1 heure à 80 degrés, et je l'ai ensuite réinoculé à autant de cobayes. Comme le montre le tableau suivant, deux seulement des cobayes réinoculés le quinzième et le seizième jour sont morts de tétanos, tandis que les autres ont succombé à une infection due au bacille du pseudo-œdème ou ont survécu.

COBAYES INOCULÉS AVEC DIVERS ÉCHANTILLONS DE TERRE		COBAYES INOCULÉS AVEC DU PUS TRAITÉ PAR LA MÉTHODE DE KITASATO	
Nº	CAUSE DE LA MORT	Nº	CAUSE DE LA MORT
1	Bacille de l'œdème malin.	1	Petit abcès. Survécu.
2	Bacille du pseudo-œdème.	2	Bacille de l'œdème malin.
3	Bacille de l'œdème malin.	3	Bacille du pseudo-œdème.
4	Bacille du pseudo-œdème.	4	»
5	Bacille du tétanos.	5	Survécu.
6	Bacille du pseudo-œdème.	6	»
7	Bacille du tétanos.	7	»
8	Bacille de l'œdème et du pseudo-œdème.	8	Bacille de l'œdème et du pseudo-œdème.
9	Bacille du tétanos.	9	Survécu.
10	Bacille de l'œdème et du pseudo-œdème.	10	»
11	Bacille du tétanos.	11	»
12	Bacille de l'œdème et du pseudo-œdème.	12	Bacille de l'œdème et du pseudo-œdème.
13	»	13	Survécu.
14	»	14	Bacille de l'œdème malin.
15	Bacille du pseudo-œdème.	15	Bacille du tétanos.
16	Bacille de l'œdème et du pseudo-œdème.	16	»
17	Bacille du pseudo-œdème.	17	Survécu.
18	Bacille du tétanos.	18	»
19	»	19	»
20	Bacille du pseudo-œdème.	20	Bacille du pseudo-œdème.

Ces expériences, en outre qu'elles démontrent que le procédé décrit par Kitasato pour isoler le bacille du tétanos ne réussit pas toujours, prouvent aussi que, contrairement à ce qu'affirme Kitasato, la température de 80 degrés peut-être supportée pendant 3/4 d'heure à 1 heure, non seulement par les germes pathogènes du sol tels que le bacille du pseudo-œdème et celui de l'œdème malin, mais aussi par les spores des autres anaérobies non pathogènes du sol et par celles des saprophytes vulgaires (bacille du foin, bacille radiciforme). J'ai, en effet, fréquemment pu, chez les cobayes inoculés avec le pus soumis à l'action de la chaleur, isoler du point d'inoculation quelques-uns des anaérobies ordinaires du sol, le bacille du foin et le bacille racidiforme.

Une chose qui surprend à première vue lorsqu'on parcourt le tableau précédent est le fait que, tandis que dans les premières inoculations les cobayes 8, 10, 12, 13, 14 et 16 sont morts par suite d'infection due aux bacilles du pseudo-œdème et de l'œdème malin, on ne voit dans la série des cobayes inoculés avec les matières recueillies au point d'inoculation des cobayes précédents, et soumis à l'action de la chaleur, que deux cobayes seulement, les n°ˢ 8 et 12, succomber à l'infection due à ces deux bacilles. Les cobayes 10 et 13 ne sont pas morts; le cobaye 14 est mort d'œdème malin, et le cobaye 16 de tétanos. Ceci s'explique facilement par le fait que de petites quantités de cultures du bacille du pseudo-œdème et de l'œdème malin n'amènent pas la mort des cobayes et par le fait, que je démontrerai plus tard avec plus de détails, que la quantité des bacilles et des spores soumis à la désinfection exerce une notable influence. Je crois que les cobayes 8 et 12 sont morts par suite d'infection due aux mêmes microorganismes qui avaient causé la mort des cobayes correspondants de la première série parce que le nombre des germes transportés du point d'inoculation sur la surface de l'agar était tellement considérable, qu'ils ont pu résister 3/4 d'heure à 1 heure à la chaleur, tandis que ceci n'a pas été le cas pour les cobayes 10 et 13. Le cobaye 14 est mort d'infection due aux seuls bacilles de l'œdème malin, parce que peu de bacilles du pseudo-œdème ont été transportés du point d'inoculation sur l'agar et que, même après s'être multipliés pendant les 48 heures passées à l'étuve, ils ne se sont pas encore trouvés en

nombre suffisant pour résister pendant 1 heure à 80 degrés.
Le cobaye 16 est mort de tétanos, tandis que le cobaye
correspondant de la première série d'inoculations était
mort de pseudo-œdème et d'œdème malin, parce que dans
cet échantillon de terre les germes du pseudo-œdème et
de l'œdème étaient plus nombreux et ont fait périr l'animal
en 24 heures, tandis que, du point d'inoculation de ce
cobaye, peu de germes du pseudo-œdème et de l'œdème
malin, mais davantage de germes du tétanos ont été transportés sur l'agar. Je pense que l'on peut expliquer de la
même façon les résultats obtenus avec les autres cobayes.
S'il était vrai, ainsi que l'affirme Kitasato, qu'en recueillant
au point d'inoculation le pus des animaux inoculés avec
de la terre, en le tenant d'abord 48 heures à l'étuve et
ensuite pendant 3/4 d'heure à 1 heure à 80 degrés, et en
en faisant ensuite des plaques de gélatine, on n'obtenait que
des colonies tétaniques, on pourrait tout au plus expliquer
comment, par le fait de la rareté des germes tétaniques,
le tétanos ne s'est pas développé chez quelques cobayes;
mais on ne saurait certainement pas admettre que le même
fait se soit produit chez tous les cobayes inoculés par moi.
De tout ce que je viens d'exposer on peut déduire que les
germes pathogènes du sol y sont très fréquents, mais qu'ils
n'y sont pas répartis d'une manière égale. Dans quelques
échantillons de terre les uns prédominent, tandis que les
autres y sont peu nombreux; dans d'autres échantillons,
c'est le contraire qui a lieu. On ne peut donc rien conclure
au sujet de la teneur en germes pathogènes du sol en se
basant sur les résultats d'une seule inoculation; c'est ce
que j'ai déjà démontré dans de précédents travaux.

Pour m'assurer encore mieux de ce que j'ai exposé plus
haut, j'ai fait une autre série d'expériences que j'ai résu-
mées dans le tableau suivant. Après avoir inoculé de la
terre à un premier cobaye, je recueillais, de suite après
la mort, le pus au point d'inoculation et le soumettais
à l'action de la chaleur, d'après la méthode de Kitasato, et
l'inoculais ensuite à un second cobaye, dont je recueillais le pus, aussi de suite après la mort, pour l'inoculer
après avoir subi le même traitement, à un troisième cobaye,
et ainsi de suite.

*Inoculations d'échantillons de terre, de cobayes à cobayes,
d'après Kitasato*

SÉRIE I	MORT DE	SÉRIE II	MORT DE	SÉRIE III	MORT DE
Cobaye 1	Œdème malin.	Cobaye 1	Œdème malin.	Cobaye 1	Tétanos.
» 2	Pseudo-œdème.	» 2	Survécu.	» 2	Tétanos.
» 3	»				
» 4	Survécu.				

SÉRIE IV	MORT DE	SÉRIE V	MORT DE	SÉRIE VI	MORT DE
Cobaye 1	Pseudo-œdème.	Cobaye 1	Tétanos.	Cobaye 1	Œdème malin.
» 2	Survécu.	» 2	Survécu.	» 2	Œdème malin.
				» 3	Survécu.

J'ai fait ceci avec six échantillons de terres diverses, ce qui m'a donné six séries d'expériences. Les résultats obtenus ont complètement confirmé ce que j'avais observé dans la première série de mes recherches. Je n'ai eu que deux seuls cas de tétanos, et ceux-ci seulement à la suite de l'inoculation directe de la terre. La conclusion que l'on en peut tirer est qu'en usant de la méthode de Kitasato il est plus facile de perdre les germes du tétanos que de les retrouver.

Après avoir étudié l'action de la chaleur sur les spores des anaérobies pathogènes du sol, j'avais intérêt à étudier l'action des mêmes températures sur les spores des mêmes anaérobies contenues dans des cultures sur gélatine et agar. La méthode que j'ai suivie pour soumettre les cultures à l'action de la chaleur est la même que celle que j'ai décrite à l'égard des émulsions de terre. Après avoir été exposées à l'action de la chaleur, les cultures étaient inoculées à des cobayes après les avoir d'abord ensemencées sur agar et gélatine. Dans ces expériences, j'ai employé de vieilles cultures sur gélatine pour être sûr de la présence des spores. Les cultures sur agar avaient été tenues à l'étuve à 37 degrés pendant 10 à 15 jours et étaient, par conséquent, très riches en spores.

Je recommencerai par exposer les résultats obtenus avec les spores de l'œdème malin.

— 12 —

Le tableau suivant fait voir que ces spores, tant dans les cultures sur gélatine que dans celles sur agar, résistent 11 heures à la température de 80 degrés, 1/2 heure à celle de 90 degrés, et à celle de 100 degrés pas même une minute quand ce sont des cultures sur gélatine ; dans des cultures sur agar, au contraire, elles résistent à cette dernière température pendant 5 minutes.

Spores des bacilles de l'œdème malin soumises à l'action de la chaleur

80° PENDANT	SPORES SUR GÉLATINE	SPORES SUR AGAR	90° PENDANT	SPORES SUR GÉLATINE	SPORES SUR AGAR	100° PENDANT	SPORES SUR GÉLATINE	SPORES SUR AGAR
1 heure	+	+						
2 heures	+	+	15 minutes	+	+	1 minute	−	+
3 »	+	+				2 minutes		
4 »	+	+	30 »	+	+	3 »		+
5 »	+	+				4 »		+
6 »	+	+	35 »	−	−	5 »		+
7 »	+	+				10 »		
8 »	+	+	45 »	−	−	15 »		
9 »	+	+				20 »	−	−
10 »	+	+						
11 »	+	+						
12 »	−	−						
13 »	−	−						
14 »	−	−						
15 »	−	−						

Penzo, qui a étudié le bacille de l'œdème malin a également observé que les spores de ce microorganisme sont très résistantes à l'action de la chaleur. Sans exposer la méthode qu'il a suivie dans ses expériences, il dit qu'il les a vues résister pendant 10 minutes à la vapeur de l'eau bouillante (environ 99 degrés). Les expériences exposées ci-dessus sont contraires, d'autre part, à l'observation de Penzo (1) qui a cru constater pour le bacille de l'œdème malin ce que Vincent, Vaillard et d'autres avaient remarqué au sujet du bacille tétanique, savoir : que les cultures

---

(1) Penzo, Beitrag zum Studium der biologischen Verhältnisse des Bacillus des malignen Œdems. Centralblatt für Bakteriologie, X, p. 822.

pures du bacille inoculées aux animaux les tuent seulement par les toxines déjà formées dans les cultures et introduites dans la circulation avec celles-ci. Les cultures d'œdème malin exposées 11 heures à la température de 80 degrés, pendant 30 minutes à celle de 90 degrés et pendant 5 minutes à celle de 100 degrés, températures qui dans ces limites de temps détruisent sans aucun doute les toxines, sont capables, en effet, de tuer les animaux d'expérience. Ceci montre que les spores, indépendamment de la toxine sécrétée par les bacilles, sont à même de se développer dans l'organisme. On ne saurait non plus arguer de la présence d'autres microorganismes, attendu que les inoculations des cultures sur gélatine étaient toujours pratiquées avec des seringues stérilisées et que, à l'autopsie des animaux on n'a trouvé que le bacille de l'œdème malin.

Si l'on compare les résultats obtenus avec les cultures pures d'œdème malin et soumises à l'action de la chaleur avec ceux des émulsions de terre exposées à l'action des mêmes températures, on voit que, tandis que les spores de l'œdème malin, quand elles sont dans de la terre, sont détruites par une température de 80 degrés après 4 à 5 heures, par une température de 90 degrés après 10 à 15 minutes et à la température de 100 degrés après 3 à 5 minutes, elles sont, quand elles se trouvent dans des cultures pures, détruites par la température de 80 degrés après 11 à 12 heures, en 30 à 35 minutes par la température de 90 degrés et (en cultures sur agar) en 5 à 10 minutes par une température de 100 degrés. Comment expliquer ceci ? Je ne crois pas que l'on puisse donner d'autre explication que d'admettre que le nombre des spores contenues dans les cultures, tant sur gélatine que sur agar, est plus élevé.

Il faut certainement admettre que l'organisme animal est capable de surmonter l'infection quand le nombre de germes inoculés est limité et qu'il ne parvient pas à le faire quand les germes sont, au contraire, inoculés en grande quantité. Ceci expliquerait aussi la diversité que l'on observe entre les cultures d'œdème malin sur gélatine et celles sur agar exposées à la température de 100 degrés. Tandis que dans la gélatine les spores de l'œdème malin ne résistent même pas 1 minute, elles résistent dans l'agar pendant 5 minutes.

Si l'on s'en tenait au résultat des inoculations pratiquées sur les animaux d'expérience, on pourrait dire que les spores de l'œdème malin dans la gélatine chauffée une minute à 100 degrés sont mortes, tandis qu'elles sont encore vivantes dans l'agar chauffé à 100 degrés pendant 1 à 5 minutes. Rien ne serait plus inexact, car, si on inocule les cultures d'œdème malin sur gélatine chauffée 1, 2, 4 et 5 minutes à 100 degrés sur de nouveaux tubes de gélatine avant de les inoculer aux animaux, on obtient des cultures. Ceci prouve que les spores de l'œdème malin dans la gélatine sont aussi résistantes que celles formées sur agar et qu'elles ne se sont seulement pas développées dans l'organisme animal. La raison en est très probablement le fait suivant: les spores de l'œdème malin contenues dans les cultures sur gélatine sont en moindre nombre que celles contenues dans les cultures sur agar, ce qui s'explique facilement si l'on se rappelle que le bacille de l'œdème malin se développe rapidement dans la gélatine qu'il liquéfie en peu de temps et que la liquéfaction de la gélatine marque un arrêt de développement. Or ceci n'a pas lieu sur l'agar. En outre, pour se convaincre que les cultures sur gélatine sont moins riches en spores que celles sur agar, il suffit de faire une préparation d'une culture liquéfiée de gélatine d'œdème malin et une préparation d'une culture sur agar du même âge. On verra alors combien moindre est le nombre des spores dans la culture sur gélatine.

Ce que j'ai dit plus haut au sujet des cultures de l'œdème malin chauffées à 100 degrés pourrait se dire également au sujet des émulsions de terre dans de l'eau et l'on pourrait aussi admettre que chaque fois que les échantillons de terre chauffés 5 heures à 80 degrés, 15 minutes à 90 degrés et 5 minutes à 100 degrés ne donnent pas lieu à la mort de l'animal d'expérience, ils contiennent cependant encore des spores vivantes de l'œdème malin et du tétanos. Il résulte clairement de ceci combien il importe de faire les expériences avec des cultures pures et de ne pas se borner aux seuls résultats des inoculations, mais de transplanter les cultures soumises à l'action de la chaleur sur de la gélatine et de l'agar pour voir si réellement les spores sont mortes ou non. Les signes + et — que contient le tableau précédent ont trait aux résultats obtenus avec les inoculations. Quant aux ensemencements dans des tubes de gélatine ou d'agar, les résultats pour les températures de 80 et 90 degrés concordent avec ceux des inoculations. Les résultats obtenus par l'action d'une température de 100 degrés sur les cultures de gélatine ne concordent pas avec ceux des inoculations. Les ensemencements pratiqués dans des tubes de gélatine ou d'agar avec les cultures d'œdème malin sur gélatine soumises à une température de 100 degrés démontrent que les spores dans la gélatine sont aussi résistantes que celles qui se sont formées dans les cultures sur agar.

J'exposerai maintenant les résultats des inoculations des cultures de tétanos sur gélatine et agar soumises à l'action de la température.

Spores de bacilles tétaniques soumises à l'action de la chaleur

80° PENDANT	SPORES dans LA GÉLATINE	SPORES dans L'AGAR	90° PENDANT	SPORES dans LA GÉLATINE	SPORES dans L'AGAR	100° PENDANT	SPORES dans LA GÉLATINE	SPORES dans L'AGAR
1 minute	+	+	5 minutes	—	+	5 minutes	—	+
2 minutes	+	+	10 »	—	+	10 »	—	+
3 »	+	+	15 »	—	+	15 »	—	+
4 »	+	+	30 »	—	+	20 »	—	—
5 »	+	+	1 heure	—	+	30 »	—	—
10 »	—	+	1 » 1/2	—	+			
30 »	—	+	2 heures	—	—			
1 heure	—	+	3 »	—	—			
2 heures	—	+						
3 »	—	+						
4 »	—	+						
5 »	—	+						
10 »	—	+						
15 »	—	+						
20 »	—	+						
25 »	—	+						
30 »	—	—						
35 »	—	—						

Ainsi qu'on le voit dans le tableau ci-dessus, dans lequel les signes + et — ont trait aux résultats des inoculations des cultures à des cobayes, les spores tétanigènes résistent dans les cultures sur gélatine pendant 5 minutes à la température de 80 degrés et celles des cultures sur agar pendant 25 heures; à la température de 90 degrés, les spores des cultures sur gélatine ne résistent même pas 1 minute, tandis que celles des cultures sur agar résistent pendant 1 1/2 heure ; à la température de 100 degrés, les premières ne résistent pas non plus 1 minute, tandis que celles des cultures sur agar résistent 15 minutes.

Kitasato a observé que les spores tétanigènes résistent 1 heure à 80 degrés et qu'elles meurent après 5 minutes à 100 degrés. Tizzoni et Cattani (1) ont vu que la vapeur d'eau à 100 degrés détruit les spores tétaniques après 2 minutes et que la chaleur sèche à 150 degrés les tue en 10 minutes. D'après Vincent et Vaillard (2) les spores tétanigènes résistent pendant 6 heures à la température de 80 degrés, mais ne résistent pas 1 à 2 heures à celle de 90 degrés. Dans la vapeur d'eau bouillante elles résistent de 3 à 4 minutes; après 8 minutes, elles sont toutes détruites. A première vue, il semble étrange que, tandis que Kitasato affirme que les spores tétaniques résistent 1 heure à la température de 80 degrés et que Vincent et Vaillard les ont vues résister à la même température pendant 6 heures, j'aie trouvé qu'elles résistent pendant 25 heures à 80 degrés.

Ce fait s'explique facilement après ce que j'ai dit plus haut au sujet des spores des bacilles de l'œdème malin. Tout dépend du nombre des spores qui ont été soumises à l'action de la chaleur.

En comparant les résultats des inoculations des cultures sur gélatine et sur agar, il paraîtrait que, tandis que les spores des bacilles du tétanos sont tuées dans les cultures de gélatine après 5 minutes à la température de 80 degrés, celles des cultures sur agar résistent, au contraire, pendant

<hr>

(1) Tizzoni et Cattani, Ueber die Widerstandsfähigkeit des Tetanus-bacillus gegen physicalische und chemische Einwirkungen. *Centralblatt für Bakteriologie*, IX, p. 487, 1891.

(2) Vaillard et Vincent, Contribution à l'étude du tétanos. *Annales de l'Institut Pasteur*, V, p. 7.

25 heures. On pourrait attribuer à une diversité de constitution des spores ce qui, au contraire, est dû à une moindre quantité des spores contenues dans les cultures sur gélatine. En effet, les ensemencements pratiqués des cultures sur gélatine soumises à l'action de la chaleur sur tubes de gélatine et d'agar stériles démontrent que les spores tétanigènes de la gélatine sont aussi résistantes que celles des cultures sur agar. Pourquoi n'ont-elles alors pas fait mourir les animaux d'expérience? D'après Vincent, Vaillard (1) et Rouget (2), les spores tétanigènes privées de tétanotoxine ne sont pas capables de germer dans le corps des animaux et si à la suite des inoculations de terre, on obtient une infection tétanique chez le cobaye elle est due à la présence d'autres germes qui se trouvent dans la terre avec ceux du tétanos. Ces auteurs ont démontré que les cultures filtrées de tétanos chauffées pendant 10 à 15 minutes à 70-75 degrés donnent le tétanos quand elles sont inoculées à la dose de 13 centim. cubes ; chauffées pendant 1 heure à 80 degrés, elles provoquent encore le tétanos lorsqu'on les inocule à la même dose. De ces expériences ils concluent que, lorsqu'on inocule à de très petits animaux des spores que l'on pense avoir débarrassées de leur tétanotoxine par un chauffage à 67-70-75 degrés et même 80 degrés, on injecte, en réalité, des spores contenant une quantité plus ou moins considérable de poison actif. Ce dernier pourra à lui seul provoquer le tétanos et la mort indépendamment de toute multiplication des germes inoculés. En outre des expériences de Sanchez Toledo (3), de Klipstein (4) et de Roncali (5), qui démontrent avec plus ou moins d'exactitude que les spores tétanigènes sont capables de se développer dans l'organisme indépendamment de la présence de la toxine, les expériences rapportées dans le tableau pré-

(1) 1892 VAILLARD, Sur l'inoculation aux animaux du bacille tétanique, dépourvu de toxine. *Centralblatt für Backteriologie*, XII, p. 277.

(2) 1892. VAILLARD et ROUGET, Contribution à l'étude du tétanos. *Annales de l'Institut Pasteur*, VI, p. 385.

(3) SANCHEZ, TOLÉDO, De la virulence du microbe du tétanos débarrassé de ses boxines. *Centralblatt für Bakteriologie*, VI, p. 20).

(4) 1893. KLISPSTEIN, Ueber die Wirkung giftfreier Tetanus-Kulturen *Hygienische Rundschau*, III, p 1.

(5) 1893. RONCALI, Contributo allo studio dell'infezione tetancia sperimentale *Riforma medica*, n° 165.

— 18 —

cédent montrent le peu de fondement de l'opinion des
auteurs français précités. Comment expliquer que les cultures sur agar du bacille tétanique chauffées pendant
10-15-20-25 heures à 80 degrés, pendant 1 heure à 90 degrés et pendant 15 minutes à 100 degrés donnent le tétanos lorsqu'on sait que la tétanotoxine est alors sûrement
détruite? Et notons que l'on ne saurait non plus alléguer
la pénétration de germes de l'extérieur, puisque j'inoculais toujours les cultures d'agar chauffées à 90 et
100 degrés avec des seringues stérilisées. Ces expériences
prouvent d'une manière péremptoire que les spores du
tétanos, indépendamment de toute |toxine, sont capables
de se développer dans l'organisme de l'animal. J'ai déjà
dit plus haut que, si les spores tétaniques contenues dans
les cultures de gélatine soumises à l'action de la chaleur
ne se développent pas dans l'organisme de l'animal, cela
provient de ce que, se trouvant en petit nombre, l'organisme
peut les détruire et non pas, ainsi que le pensent les auteurs
français, de ce qu'elles seraient incapables de germer.
Nous avons vu que le même fait se produit à l'égard des
spores du bacille de l'œdème malin dans les cultures de
gélatine soumises à l'action de la chaleur.

Que la présence des autres microbes du sol puisse favo-
riser le développement des spores tétanigènes, de la même
façon qu'il est, d'après les observations des auteurs français, favorisé par l'acide lactique et la triméthylamine,
ceci est probable. Lorsque, comme c'est le cas pour les
inoculations de terre, on inocule en même temps que les
spores tétaniques des spores et des bacilles d'autres espèces,
il est clair que l'organisme aura à lutter contre un plus grand
nombre de corps étrangers, d'où la probabilité qu'après en
avoir détruit un certain nombre il en restera encore quelques-
uns parmi lesquels les spores tétanigènes. L'acide lactique et la triméthylamine agiraient en diminuant la résistance de l'organisme au point d'inoculation, ou ainsi que
le veulent les adeptes de la théorie de Metschnikoff en affai-
blissant l'action phagocytaire des leucocytes. Les cultures tétaniques provenant de celles soumises à l'action de
la chaleur, se montrent constamment virulentes quand on
les inocule aux animaux.

Pour étudier la résistance à la chaleur des spores du charbon symptomatique dans les cultures sur gélatine et sur agar, j'ai employé les mêmes méthodes de recherche que pour les bacilles du tétanos et de l'œdème malin. Les signes + et — du tableau suivant se réfèrent aux résultats des nouveaux ensemencements pratiqués avec les cultures soumises à l'action de la chaleur ainsi qu'aux résultats des inoculations faites sur les animaux avec les mêmes cultures, résultats qui, ainsi que le montre le tableau ont parfaitement concordé.

Spores des bacilles du charbon symptomatique soumises à l'action de la chaleur

80° PENDANT	SPORES dans LA GÉLATINE	SPORES dans L'AGAR	90° PENDANT	SPORES dans LA GÉLATINE	SPORES dans L'AGAR	100° PENDANT	SPORES dans LA GÉLATINE	SPORES dans L'AGAR
1 heure	+	+	1 minute	—	—	1 minute	—	—
2 heures	+	+	2 minutes	—	—	2 minutes	—	—
3 »	—	—	5 »	—	—	3 »	—	—
4 »	—	—	10 »	—	—	10 »	—	—
6 »	—	—	15 »	—	—	15 »	—	—

Les spores du bacille du charbon symptomatique dans les cultures sur gélatine et agar résistent pendant 2 heures à la température de 80 degrés, à celle de 90 et 100 degrés pas même une minute. Il résulte clairement de ceci que les spores de ce bacille sont passablement moins résistantes à la chaleur que celle des bacilles de l'œdème malin et du tétanos. Mais, si l'on voulait juger de la résistance à la chaleur des spores du bacille du charbon symptomatique en se tenant aux résultats obtenus par l'exposition à la chaleur de vieilles cultures de ce microorganisme sur gélatine et agar, on se tromperait certainement et de beaucoup. Ainsi que nous le verrons dans la suite, les spores des bacilles du charbon symptomatique contenues dans les chairs desséchées d'animaux morts à la suite d'inoculations de cultures pures sont beaucoup plus résistantes à la chaleur que celles contenues dans les cultures de gélatine ou d'agar.

Je ne saurais autrement expliquer cette diversité dans la résistance à la chaleur des spores contenues dans les cultures de gélatine et d'agar et celles contenues dans les chairs desséchées, qu'en admettant que ces dernières les contiennent en nombre plus considérable. Ceci est si vrai que, lorsqu'on prend la moitié, la troisième ou la quatrième partie de la quantité de viande desséchée que j'employais habituellement pour la soumettre à l'action de la chaleur on obtient des résultats très différents. Ceci est la preuve la plus évidente que le nombre des germes exerce une grande influence sur la désinfection.

Arloing, Cornevin et Thomas (1) ont observé que la résistance à la chaleur du virus desséché est beaucoup plus considérable que celle du virus frais. De fait, le virus frais chauffé à 65 degrés pendant 15 minutes tue les animaux d'expérience en 12 heures ; chauffé à la même température pendant 20 minutes, il ne les tue plus qu'après 20 heures, chauffé 30 minutes plus qu'après 30 heures, chauffé pendant 40 minutes plus qu'après 45 heures, et chauffé pendant 70 minutes également après 45 heures seulement. De cette manière, ils ont aussi démontré l'action atténuante qu'exerce la chaleur sur le virus frais. Chauffé pendant 2 heures à 70 degrés ou pendant 70 minutes à 80 degrés, ce même virus frais est entièrement détruit. A 100 degrés, il est détruit après 20 minutes. Quant au virus desséché, soumis 6 heures à la température de 85 degrés, il se montre moins actif, et après 6 heures passées aux températures de 90°-95°-100°-105°, il se montre encore moins actif, mais n'est pas encore détruit. Chauffé 6 heures à 110 degrés, il est entièrement détruit. Dans l'eau bouillante, le virus desséché conserve sa virulence pendant 1 heure, mais après 2 heures il est détruit.

Kitt (2) a observé que les chairs desséchées d'animaux morts de charbon symptomatique, tenues pendant 6 heures à la température de 100 degrés, et inoculées à la dose de 3, 5, 10 centigrammes sont inactives. Bien que les spores

---

(1) Arloing, Cornevin et Thomas, Le charbon symptomatique du bœuf. Paris, 1887.
(2) 1888. Kitt, Ueber Abschwächung des Rauschbrandvirus durch strömende Wasserdämpfe. *Centralblatt für Bakteriologie*, III, p. 572-605.

soumises à cette température ne tuent plus les animaux, elles ne seraient cependant pas détruites, mais simplement atténuées. Je crois que l'auteur attribue à l'atténuation ce qui est dû, au contraire au défaut de matière inoculée. Il aurait fallu rechercher si l'inoculation de plus grandes quantités de chairs desséchées soumises à la même température pendant le même temps tue ou non les animaux d'expérience.

D'après Kitasato, les spores des bacilles du charbon symptomatique chauffées pendant 1 heure à 80 degrés conservent encore leur virulence, mais à 100 degrés, dans l'étuve à vapeur, elles meurent après 5 minutes.

Tout ce que j'ai exposé fait voir que, s'il y a des différences entre les résultats obtenus par les différents auteurs relativement à la résistance à la chaleur des spores des bacilles du charbon symptomatique, la raison en est la même que celle que nous avons constatée au sujet des spores des bacilles du tétanos et de l'œdème malin et je crois que ces différences doivent être expliquées de la même manière.

Si l'on veut établir une comparaison entre la résistance dont sont douées les spores des trois anaérobies pathogènes du sol à l'égard de la chaleur, il est évident que les plus résistantes sont celles du tétanos, puis viennent celles de l'œdème malin, puis finalement celles du charbon symptomatique.

Après avoir étudié la résistance à la chaleur des spores des trois anaérobies pathogènes du sol, il était intéressant d'étudier *l'action que la chaleur exerce sur les bacilles.* A cet effet, j'ai soumis, de la même manière que dans les expériences précédentes relatives aux spores, à des températures de 60 et 70 degrés des cultures sur gélatine de ces trois microorganismes âgées de 24 à 36 heures et s'étant développées à la température de la chambre (20° à 22°). J'ai réuni dans le tableau suivant les résultats concernant tous les trois bacilles. Les signes + et — indiquent le résultat des ensemencements sur tubes de gélatine et d'agar stériles.

Bacilles de l'œdème malin, du tétanos et du charbon symptomatique soumis à l'action de la chaleur

BACILLES DE L'ŒDÈME MALIN		BACILLES DU TÉTANOS		BACILLES DU CHARBON SYMPTOMATIQUE	
60° PENDANT	70° PENDANT	60° PENDANT	70° PENDANT	60° PENDANT	70° PENDANT
30 minutes +	10 minutes +	30 minutes +	10 minutes +	15 minutes +	5 minutes +
1 heure +	30 » +	1 heure +	30 » +	30 » —	15 » —
2 heures +	1 heure —	2 heures +	1 heure —	1 heure —	30 » —
3 » —	2 heures —	3 » —	2 heures —	2 heures —	1 heure —
4 » —		4 » —		3 » —	2 heures —

Les bacilles les plus résistants sont ceux de l'œdème malin et du tétanos ; celui du charbon symptomatique est beaucoup moins résistant. En effet, le bacille de l'œdème malin meurt à la température de 60 degrés entre 2 et 3 heures et à la température de 70 degrés entre 30 minutes et une heure ; le bacille du tétanos meurt à 60 degrés entre 2 et 3 heures et à 70 degrés entre une demi-heure et une heure ; le bacille du charbon symptomatique meurt à la température de 60 degrés entre 15 et 30 minutes et à la température de 70 degrés entre 5 et 15 minutes.

Pour être encore plus certain de ces résultats, j'ai fait une autre série de recherches en soumettant à l'action des mêmes températures des bacilles de l'œdème malin et du charbon symptomatique pris directement, de suite après la mort, dans l'œdème sous-cutané de cobayes ayant succombé à l'inoculation de cultures pures de ces microorganismes. On recueillait d'après toutes les règles de l'antisepsie l'œdème sous-cutané avec une spatule de platine et on le transportait dans des tubes de bouillon stérile. Les signes + et — du tableau suivant représentent les résultats des inoculations sur les animaux et des ensemencements sur tubes d'agar stérile.

Bacilles de l'œdème malin et du charbon symptomatique pris dans l'œdème sous-cutané et soumis à l'action de la chaleur.

BACILLES DE L'ŒDÈME MALIN		BACILLES DU CHARBON SYMPTOMATIQUE	
60° PENDANT	70° PENDANT	60° PENDANT	70° PENDANT
30 minutes +	15 minutes +	10 minutes +	15 minutes —
1 heure +	30 » +	30 » —	30 » —
2 heures +	1 heure —	1 heure —	1 heure —
3 » —			

Ces résultats concordent parfaitement avec ceux notés précédemment.

Sachant que les bacilles de l'œdème malin et du charbon symptomatique forment des spores quelques heures après la mort des animaux, il m'a paru utile, à titre d'appendice à l'étude de l'action de la chaleur sur les spores et les bacilles contenus dans des substances nutritives, de rechercher quelle action les mêmes températures exercent sur les spores contenus dans les chairs desséchées d'animaux morts d'œdème malin et de charbon symptomatique.

Pour dessécher les chairs on procède de la manière suivante : de suite après la mort de l'animal, on enlève les muscles et on les place, coupés en petits morceaux, sur des plaques de verre stérilisées que l'on met à l'étuve à 37 degrés. Après 24 heures, les chairs sont déjà sèches ; on les découpe alors en tout petits morceaux que l'on pulvérise finement dans un mortier.

Pour les soumettre à l'action de la chaleur, j'en prenais, ainsi que je l'ai déjà dit plus haut, 30 centigrammes, que je mettais dans un tube stérilisé en y ajoutant autant d'agar stérilisé qu'il en fallait pour recouvrir l'espace occupé par la chair desséchée. Les signes + et — du tableau suivant représentent les résultats obtenus en inoculant à des cobayes les spores contenues dans les chairs desséchées et exposées à la chaleur.

Spores de bacilles de l'œdème malin contenues dans des chairs desséchées soumises à l'action de la chaleur

80° PENDANT	SPORES dans LES CHAIRS DESSÉCHÉES	90° PENDANT	SPORES dans LES CHAIRS DESSÉCHÉES	100° PENDANT	SPORES dans LES CHAIRS DESSÉCHÉES
10 heures	+	1 heure	+	15 minutes	+
20 »	+	2 heures	—	30 »	+
25 »	—			1 heure	—

Ainsi qu'il résulte de ce tableau, les spores dés bacilles de l'œdème malin contenues dans des chairs desséchées résistent 20 heures à la température de 80 degrés, 1 heure à celle de 90 degrés et 30 minutes à celle de 100 degrés. Il est clair que des expériences faites avec des quantités de poudre de viande moindres que celles que j'ai employées amèneraient des résultats différents pour la même raison qui fait que l'on a observé une différence de résistance entre les spores contenues dans la viande desséchée et celles des cultures de gélatine et d'agar.

Spores des bacilles du charbon symptomatique contenues dans des chairs desséchées et exposées à l'action de la chaleur

80° PENDANT	SPORES dans LES CHAIRS DESSÉCHÉES	90° PENDANT	SPORES dans LES CHAIRS DESSÉCHÉES	100° PENDANT	SPORES dans LES CHAIRS DESSÉCHÉES
10 heures	+	30 minutes	+	10 minutes	+
12 »	+	1 heure	—	20 minutes	—
13 »	—	2 heures	—	1 heure	—
17 »	—				

Les spores des bacilles du charbon symptomatique contenues dans les chairs desséchées sont moins résistantes à l'action de la chaleur. Ainsi que le démontre le tableau suivant, elles résistent à la température de 80 degrés pendant 12 heures, à 90 degrés pendant 30 minutes et à 100 degrés pendant 10 minutes. Comme pour les spores des bacilles de l'œdème malin, la résistance plus grande que présentent à la chaleur les spores des bacilles du charbon

symptomatique contenues dans la viande desséchée ne
dépend que du plus grand nombre de spores que celle-ci
contient.

Après avoir étudié la résistance des spores des anaérobies pathogènes à des températures plutôt élevées, on peut
se demander si le degré de chaleur qu'acquiert la surface
du sol dans les mois les plus chauds de l'année est tel qu'il
puisse exercer une action stérilisante sur ces mêmes germes.
En Italie, on ne fait malheureusement pas encore de ces
observations méthodiques et aussi nous proposons-nous de
créer bientôt une station météorologique pour pouvoir four-
nir, une réponse directe à cette question. Pour aujour-
d'hui, en nous basant sur ce qui a été observé à Pola, où
se trouve une station de ce genre, nous relevons que la
température peut à la surface atteindre, pendant le mois
de juillet, la température maximum de 60°,9.

b. — *Lumière solaire*

A part les importantes recherches de Raum (1) Pansini (2),
Geisler (3), Santori (4), etc. au sujet de l'action de la lumière solaire sur les microorganismes pathogènes ordinaires, aérobies facultatifs ou obligés, on n'en a fait que très
peu à l'égard de la résistance qu'offrent à la lumière solaire
les spores des trois anaérobies pathogènes du sol.

Penzo (5), dit dans son Mémoire sur les propriétés biolo-
giques du bacille de l'œdème malin, que les spores desséchées de ce microorganisme peuvent résister à l'action
des rayons solaires pendant 12 à 20 heures. Tizzoni et Cat-

(1) 1889. Raum, Der gegenwärtige Stand unserer Kenntnisse ueber den Einfluss
des Lichtes auf Bakterien und auf den thierischen Organismus. *Zeitschrift für
Higiene*, VI, p. 312.

(2) 1889. Pansini, Azione della luce solare sui microorganismi. *Rivista
d'ygiene.*

(3) 1892. Geisler, Zur Frage ueber die Wirkung des Lichtes auf Bakterien.
Centralblatt für Bakteriologie, XI, p. 161.

(4) 1890. Santori, L'influenza della temperatura sull'azione microbicida della
luce. *Annali del Istituto d'Igiene della R. Università di Roma*, II,
sér. II, p. 121.

(5) *Loc. cit.*

tani (1) ont observé que l'action prolongée de la lumière solaire non seulement tue les cultures de tétanos, mais en détruit aussi les produits. L'action désinfectante de la lumière solaire est aidée, selon ces auteurs, par l'action de l'oxygène. Vincent et Vaillard ont vu que les spores tétaniques étaient détruites après une exposition de 12 jours à la lumière solaire. Turco (2), également, a observé que les matières tétanigènes recueillies au point d'inoculation des animaux morts de tétanos et exposées longtemps à la lumière diffuse sont détruites.

Pour étudier l'action de la lumière solaire sur les spores des anaérobies pathogènes du sol, j'ai cherché à réaliser les conditions qui se rapprochent le plus des conditions naturelles et pour cela j'ai non seulement exposé à la lumière directe du soleil divers échantillons de terre de jardin, mais aussi de la terre stérilisée, à laquelle j'avais ajouté, de la manière que j'exposerai plus bas, les spores des trois anaérobies pathogènes du sol.

Pour ce qui est de la terre recueillie en divers endroits des deux jardins de l'*Institut d'Hygiène*, je l'ai passée à travers la série des tamis et j'ai réuni celle dont les grains avaient une dimension de 0,1 et 0,3 millimètre. Après m'être assuré de la présence des spores des bacilles de l'œdème malin et du tétanos, j'en pesais chaque fois un gramme que j'exposais à l'action directe du soleil.

Pour avoir de la terre avec beaucoup de spores des 3 anaérobies pathogènes je stérilisais une terre dont les grains avaient une dimension de 0,1 et 0,3 millimètres sur une plaque de zinc placée directement sur une flamme de gaz, puis, après en avoir pesé une certaine quantité, je la mélangeais dans un mortier avec la quantité nécessaire de culture sur agar de chacun des trois anaérobies pour en faire une masse compacte que je faisais sécher à l'étuve à 37 degrés après l'avoir étalée sur une plaque de verre et que je conservais ensuite dans des tubes stérilisés tenus à l'abri de la lumière. Dans chaque expérience j'en exposais un gramme à la lumière directe du soleil.

Durant l'exposition au soleil, on tenait aussi compte de la température en exposant en même temps les deux thermomètres réunis de l'actinomètre à thermomètre (thermomètre à boule noircie renfermée dans le vide, et thermomètre à boule blanche renfermée dans le vide) et un thermomètre centigrade ordinaire.

J'exposerai d'abord les résultats obtenus en inoculant la terre de jardin exposée à la lumière solaire.

---

(1) *Loc. cit.*
(2) 1892. Turco, Alcune ricerche sperimentali sulla diffusione del virus tetanico e sulla sua resistenza agli agenti esterni. *Centralblatt für Bakteriologie.* XI, p. 151.

Spores des bacilles de l'œdème malin et du tétanos contenues dans de la terre de jardin soumise à l'action de la lumière solaire

PENDANT 20 HEURES	PENDANT 40 HEURES	PENDANT 50 HEURES	PENDANT 60 HEURES	PENDANT 73 HEURES	TEMPÉRATURE MAXIMA observée durant L'EXPOSITION A LA LUMIÈRE SOLAIRE		
COBAYES morts de	COBAYES morts de	COBAYES morts de	COBAYES morts de	COBAYES morts de	THERMOM. centigrade	THERMOM. à boule noircie	THERMOM. à boule blanche
1er Œdème malin.	1er Œdème malin.	1er Œdème malin.	1er Tétanos.	1er Survécu.	45	57,2	47,2
2e Tétanos.	2e Tétanos.	2e Tétanos.	2e Tétanos.	2e »			
3e Tétanos.	3e Œdème malin.	3e Tétanos.	3e Tétanos.	3e »			
4e Tétanos.		4e Œdème malin.		4e »			

Ce tableau montre que les spores des bacilles de l'œdème malin du sol résistent pendant 50 heures à l'action de la lumière solaire et les spores des bacilles du tétanos pendant 60 heures. Les cobayes inoculés avec les échantillons de terre tenus au soleil pendant 73 heures ont tous survécu.

Si l'on compare les résultats des inoculations pratiquées avec la terre chauffée à 80 degrés avec ceux obtenus en inoculant la terre exposée au soleil, on voit que les anaérobies pathogènes résistent moins bien à la chaleur qu'à la lumière solaire. En tenant compte des températures maxima marquées par les thermomètres durant l'exposition des échantillons de terre au soleil, on voit clairement que l'action stérilisante doit être attribuée à l'action directe de la lumière.

Les résultats des inoculations des échantillons de terre stérilisée contenant beaucoup de spores des bacilles de l'œdème malin, du tétanos et du charbon symptomatique confirment ceux obtenus avec la terre directement recueillie du sol.

Spores des bacilles de l'œdème malin, du tétanos et du charbon symptomatique soumises à l'action de la lumière solaire

PENDANT	COBAYES morts D'ŒDÈME MALIN	PENDANT	COBAYES morts de TÉTANOS	PENDANT	COBAYES morts de CHARB.-SYMPTOM.	TEMPÉRATURE MAXIMA observée durant L'EXPOS. A LA LUMIÈRE SOLAIRE		
						THERMOM. centigr.	THERMOM. à boule noircie	THERMOM. à boule blanche
40 heures	+	40 heures	+	10 heures	+			
50 »	+	50 »	+	20 »	+	45	57,2	47,2
66 »	—	90 »	+	30 »	—			
		100 »	—	40 »	—			

En effet, ainsi qu'il résulte du tableau ci-dessus, les spores des bacilles de l'œdème malin résistent pendant 50 heures, celles des bacilles du tétanos pendant 90 heures et celles des bacilles du charbon symptomatique pendant 20 heures. Pour ce qui est de la terre stérilisée contenant les spores des bacilles du tétanos, on obtient les mêmes résultats en exposant au soleil les échantillons de terre contenant des spores et de la tétanotoxine qu'en y exposant ceux dans lesquels la tétanotoxine a été détruite par la chaleur. Du reste, on sait que la tétanotoxine est détruite par une exposition de 15 à 18 heures au soleil.

Intéressant est le fait que *les spores des anaérobies pathogènes du sol sont, quant à leur résistance à la lumière solaire, placés dans le même ordre que quant à leur résistance à la chaleur*. Nous avons vu que la spore la plus résistante à l'action de la chaleur est celle du bacille du tétanos; moins résistante est celle du bacille de l'œdème malin et encore moins celle du bacille du charbon symptomatique. La plus résistante à l'égard de la lumière solaire est également celle du bacille du tétanos; moins résistante est celle du bacille de l'œdème et encore moins celle du bacille du charbon symptomatique.

CHAPITRE SECOND

Les anaérobies pathogènes du sol étudiés dans leurs rapports avec l'humidité

a. — De la manière de se comporter des anaérobies pathogènes dans les eaux

Précédemment déjà, dans mon travail (1) sur les micro-organismes qui se trouvent constamment dans le sol, j'ai rapporté les résultats des inoculations de différents échantillons de terre qui avaient été tenus pendant quelque temps dans l'eau. Un premier échantillon resté 4 mois dans l'eau à la température ordinaire et à l'abri de la lumière et inoculé à un cobaye, l'avait fait mourir d'œdème malin; un second échantillon de terre, tenu dans l'eau pendant 3 1/2 mois, avait fait mourir un cobaye de tétanos ; un troisième échantillon de terre, tenu aussi 3 1/2 mois dans l'eau, avait donné l'œdème malin au cobaye auquel on l'avait inoculé. De ces expériences on peut déduire que *tant les spores du bacille du tétanos que celles du bacille de l'œdème malin se conservent longtemps dans l'eau sans perdre leur virulence.* Même, lorsque je tenais les émulsions de terre à l'étuve à 37 degrés, j'avais pu constater qu'inoculées après plusieurs mois à des cobayes elles les faisaient périr de tétanos ou d'œdème malin.

Dans cette nouvelle série de recherches, je me suis proposé non seulement de confirmer le fait que je viens de rapporter, mais aussi de voir si les spores des anaérobies pathogènes du sol peuvent rester longtemps en vie lorsqu'on les transporte des cultures sur gélatine dans des eaux potables communes. A cet effet, j'ai pratiqué une

---

(1) 1891. Contributo allo studio dei batteri patogeni aerobi ed anaerobi che si trovano constantemente nel terreno. *Annali dell'Istituto d'Igiene della R. Università di Roma*, I, nuova serie, p. 365.

série d'inoculations avec des échantillons de terre que j'avais conservés dans de l'eau depuis plusieurs mois. Ainsi qu'on le voit par le tableau suivant :

Spores des anaérobies pathogènes du sol dans l'eau

ÉCHANTILLONS DE TERRE conservés dans de l'eau à la température ordinaire	COBAYES MORTS DE	ÉCHANTILLONS DE TERRE conservés dans de l'eau à la température de 37°	COBAYES MORTS DE
Après 1 mois	Tétanos	après 1 mois	Œdème malin
» 2 »	»	» 2 »	Tétanos
» 3 »	»	» 3 »	Tétanos
» 4 »	»	» 4 »	Œdème malin
» 5 »	»		

tant les échantillons de terre tenus à la température ordinaire que ceux placés à l'étuve à 37 degrés ont fait mourir d'œdème malin ou de tétanos les cobayes auxquels ils ont été inoculés. Ces résultats confirment, ainsi, que les spores des bacilles de l'œdème malin et du tétanos se conservent pendant plusieurs mois dans les eaux potables communes.

Schwarz (1) a également observé que le virus tétanique trouve dans l'eau, quelle que soit son espèce, des conditions favorables à son existence et qu'il subit au début, dans les eaux non stérilisées, une atténuation progressive du fait de la multiplication des bactéries vulgaires, mais qu'il récupère bientôt sa virulence dès que l'action de ces derniers vient à manquer, fait qui ne se produit pas dans les eaux stérilisées dans lesquelles il conserve sa virulence d'une manière constante. Cette atténuation se produit plus ou moins vite et dure plus ou moins longtemps selon que les saprophytes se multiplient avec plus ou moins de rapidité sous l'influence de la température.

J'ai déjà rapporté, dans un travail précédent, que des émulsions de dix-huit échantillons de terre dans du bouillon, tenues 8 à 10 jours à l'étuve et filtrées à travers le

(1) 1891. Schwarz, Sulla maniera di comportarsi del virus tetanico nelle acque, *Hygienische Rundschau*, I, p. 557.

filtre de Chamberland, avaient fait mourir avec tous les symptômes du tétanos 18 cobayes auxquels le filtratum avait été injecté à la dose de 30-40 centimètres cubes en plusieurs jours dans le tissu sous-cutané. Il résulte de ces expériences qu'à la température de 37 degrés, et malgré la présence de beaucoup d'autres germes, le bacille du tétanos est capable de se multiplier et, par conséquent, de produire sa tétanotoxine. On s'explique facilement que le filtratum des émulsions de terre dans du bouillon tenues quelques jours à l'étuve doive être inoculé en quantité plus grande que le filtratum d'une culture pure dans du bouillon, pour faire mourir les cobayes du tétanos. Dans les cultures pures, le bacille du tétanos a pu utiliser tout le substratum nutritif pour son développement, tandis que dans les émulsions de terre dans du bouillon il ne peut en employer qu'une partie, se trouvant en concurrence avec de nombreux microbes étrangers. Ayant répété ces expériences toujours avec le même résultat, comment admettre avec Schwarz, que la multiplication des bactéries vulgaires amène une atténuation progressive du bacille tétanique ? Je crois que cet auteur attribue à une atténuation, ce qui, au contraire, est dû à une diminution dans la production de la toxine, à cause de la présence des autres bactéries vulgaires.

Les eaux potables (eau Marcia, eau Vergine), auxquelles j'avais ajouté des cultures pures sur gélatine des bacilles de l'œdème malin, du tétanos et du charbon symptomatique, ont donné, inoculées après 5, 10, 15 jours et plus à des cobayes, des résultats positifs. A 100-200 centimètres cubes d'eau potable, j'ajoutais 1 à 2 vieilles cultures sur gélatine des trois anaérobies pathogènes et, après avoir fermé les récipients avec des bouchons de caoutchouc, je les conservais à la température ordinaire et à l'abri de la lumière.

Avant d'inoculer l'eau qui contenait les spores des bacilles du tétanos, je la chauffais pendant 5 minutes à 80 degrés pour détruire la tétanotoxine. Ainsi que nous l'avons vu plus haut, les vieilles cultures de tétanos sur gélatine, soumises pendant 5 minutes à la température de 80 degrés et inoculées ensuite dans le tissu sous-cutané des cobayes, ne donnent plus lieu à la manifestation de symptômes tétaniques, ce qui prouve que la tétanotoxine est détruite. Il va de soi qu'il faut inoculer une forte dose de l'eau contenant les spores du bacille tétanique pour que les animaux meurent.

J'ai aussi voulu voir si les spores contenues dans la viande desséchée des animaux morts d'œdème malin et de charbon symptomatique peuvent vivre plusieurs jours dans les eaux potables. Dans des récipients contenant 100-200 centimètres cubes d'eau non stérilisée j'ai versé 30 à 40 centigrammes de poudre de viande et les ai ensuite conservés à la température de la chambre. Après 5, 10, 25 jours et plus, j'ai pratiqué des inoculations sur des cobayes, qui tous sont morts d'œdème malin et de charbon symptomatique.

De ces expériences, on peut déduire que les *spores des anaérobies pathogènes du sol restent vivantes pendant plusieurs jours dans l'eau et qu'elles y conservent leur virulence.*

b. — *De la manière de se comporter des anaérobies pathogènes dans l'eau en présence de substances organiques animales et végétales en putréfaction.*

Après avoir démontré que les anaérobies pathogènes du sol peuvent se conserver pendant plusieurs jours dans les eaux non stérilisées sans perdre leur virulence, il était intéressant de voir si la même chose aurait lieu dans des eaux qui contenaient des substances organiques animales et végétales en putréfaction. Dans ce but, je laissai se putréfier des végétaux dans quelques récipients contenant 100 à 200 centimètres cubes d'eau non stérilisée ; dans d'autres ballons je mis des morceaux de viande de cheval et de lapin. Après avoir tenu ces ballons pendant quelques jours à l'étuve à 37 degrés et m'être assuré par des inoculations pratiquées sur des animaux qu'ils ne contenaient pas de microorganismes pathogènes, j'y ajoutai de la terre stérilisée renfermant les spores des trois anaérobies pathogènes, et préparée ainsi que je l'ai exposé plus haut. Quant à la terre qui contenait les spores du bacille du tétanos, j'ai

eu soin, avant de l'ajouter aux infusions putrides de viande
et de végétaux, de la soumettre à l'action de la chaleur
pour détruire la tétanotoxine. Une partie de ces récipients
furent tenus à l'étuve à 37 degrés, les autres à la température de la chambre. Je puis dire que jusqu'ici les résultats
des inoculations aux animaux ont été identiques, tant dans
un cas que dans l'autre.

Les spores des bacilles de l'œdème malin, après être
restées 5, 10, 15 jours et plus tant dans les infusions putrides de viandes que dans celles de végétaux, ont con-
servé leur virulence; en effet, inoculées à des cobayes,
elles les ont tués en 24 heures. J'ai obtenu le même résultat avec le bacille du charbon symptomatique.

Quant aux spores des bacilles du tétanos mises dans des
infusions putrides, j'ai pu faire une expérience qui m'a
donné la certitude que les germes du tétanos peuvent non
seulement vivre en présence des microorganismes de la
putréfaction, mais qu'ils peuvent aussi s'y multiplier.
Ainsi que je l'ai dit plus haut, j'avais ensemencé uniquement des spores de bacilles tétaniques dans les infusions
putrides, puisque j'avais détruit la tétanotoxine par la
chaleur. Après avoir laissé les infusions à l'étuve à
37 degrés pendant 10 à 15 jours, je les ai filtrées à la
bougie Chamberland et j'ai inoculé le filtratum à des cobayes; ceux-ci moururent de tétanos. Pour produire la
tétanotoxine, les spores ont donc dû germer et donner lieu
au développement des bacilles. Bombicci (1) a également
observé que le bacille du tétanos résiste très longtemps à
la putréfaction et que le pouvoir de résistance du virus
tétanique à la putréfaction est plus marqué dans une température plutôt élevée, moins dans une température basse.

Il résulte de tout ce que j'ai exposé que *les germes anaérobies pathogènes du sol restent vivants pendant plusieurs
jours dans les eaux potables communes, même si elles
contiennent des substances organiques animales et végétales en putréfaction.*

---

(1) Bombicci, 1891, Sur la résistance à la putréfaction du virus tétanique. *Centralblatt für Bakteriologie*, X, p. 21.

c. — *Résistance des anaérobies pathogènes*
à la dessiccation

Presque tous les auteurs qui se sont occupés de la biologie des anaérobies pathogènes du sol ont observé que les spores des bacilles de l'œdème malin, du tétanos et du charbon symptomatique sont très résistantes à l'action de la dessiccation. Arloing, Cornevin et Thomas (1) ont vu que le virus desséché du charbon symptomatique conserve longtemps sa virulence. Kitasato (2) aussi a observé que les spores du bacille de charbon symptomatique, tant dans les cultures sur les terrains nutritifs ordinaires que dans la viande d'animaux morts de cette maladie, conservent, quand on les met dans l'exsiccateur, leur virulence pendant plusieurs mois. Le même auteur a également observé que des fils de soie imprégnés de spores tétanigènes et placés dans l'exsiccateur étaient encore virulents après un temps considérable. Turco (3) est arrivé aux mêmes résultats en se servant comme objets de recherche des matières recueillies au point d'inoculation des animaux morts de tétanos.

Il m'intéressait de rechercher seulement si les spores des anaérobies pathogènes contenues dans la terre peuvent résister à la longue à la dessiccation dans les conditions qui accompagnent celle-ci dans la nature.

J'ai étudié cette action directement sur les spores des anaérobies pathogènes contenues dans la terre et sur des spores de cultures artificielles mélangées avec de la terre stérilisée d'après la méthode que j'ai exposée plus haut. Tant la terre recueillie directement du sol que la terre stérilisée contenant les spores des trois anaérobies pathogènes furent maintenues pendant plusieurs mois en partie

---

(1) *Loc. cit.*
(2) Kitasato, 1890, Ueber das Wachsthum des Rauschbrandbacillus in festen Nährsubstraten. *Zeitschrift für Hygiene*, XIII, p. 55.
(3) *Loc. cit.*

à l'étuve à 37 degrés, en partie à la température de la chambre et à l'abri de la lumière.

Les inoculations pratiquées sur les animaux après 1, 2, 3, 4, 5, 6 mois et plus ont toujours donné des résultats positifs.

Il résulte de ces expériences que *les spores des anaérobies pathogènes du sol résistent pendant plusieurs mois à la dessiccation spontanée.*

CHAPITRE TROISIÈME

Action des éléments chimiques du sol sur les anaérobies pathogènes

Après avoir étudié l'action que la chaleur et la lumière solaire exercent sur les anaérobies pathogènes du sol, le mode de se comporter de ces derniers dans les eaux et leur résistance à la dessiccation, il était nécessaire, pour compléter l'étude de la biologie des anaérobies pathogènes du sol, d'étudier l'action que peuvent exercer sur eux les gaz qui se trouvent éventuellement (hydrogène sulfuré, ammoniaque) ou constamment (acide carbonique) dans le sol ainsi que celle des divers sels qui s'y rencontrent.

a. — Action des gaz sur les anaérobies pathogènes du sol

Devant inoculer les germes anaérobies pathogènes du sol après les avoir soumis à l'action de différents gaz, je ne pouvais me servir de cultures sur gélatine. J'ai, par contre, soumis à l'action des gaz de la terre stérilisée à laquelle j'ajoutais des cultures pures sur agar des anaérobies pathogènes. Pour chaque expérience, j'enveloppais un gramme de terre contenant les spores des bacilles de l'œdème malin, du tétanos ou du charbon symptomatique, dans de la gaze très fine que je suspendais au moyen d'un fil dans un gros tube fermé par un bouchon de caoutchouc percé de deux trous par l'un desquels un tube de verre plongeait jusqu'au fond (tube d'arrivée du gaz), tandis que l'autre laissait passer un tube de verre dépassant à peine le bouchon (tube de sortie du gaz). Les parties extérieures des tubes étaient recourbées en angle droit et munies au milieu d'un léger étranglement. Cet appareil était, en un mot, pareil à celui employé par Fraenkel pour la culture des microbes anaérobies.

Après avoir mis cet appareil en communication avec celui servant à développer le gaz dont on voulait expérimenter l'action, on fermait à la flamme les deux tubes horizontaux extérieurs après 1 à 2 heures, d'abord le tube de sortie et ensuite le tube d'arrivée. De cette façon, on était certain que les spores contenues dans la terre se trouvaient dans un milieu plein du gaz à étudier. La disposition de l'appareil montre clairement que l'on se rapprochait ainsi le plus possible des conditions qui peuvent se rencontrer dans la nature.

L'action des gaz sur les spores des anaérobies pathogènes du sol une fois arrivée à sa fin, on enlevait le bouchon et, après avoir tenu la terre quelque temps à l'air pour en chasser le gaz resté à l'intérieur, on faisait de celle-ci une émulsion dans du bouillon stérilisé, qui était inoculée dans le tissu sous-cutané de cobayes au moyen d'une seringue pourvue d'une grosse aiguille.

Je commencerai par exposer les résultats obtenus par l'inoculation des spores des anaérobies pathogènes soumises à l'action de l'hydrogène sulfuré. Ainsi qu'on le voit par le tableau suivant :

Spores des anaérobies pathogènes soumises à l'act. de l'hydr. sulfuré

PENDANT	SPORES DES BACILLES de l'œdème malin	PENDANT	SPORES DES BACILLES du tétanos avec tétanotoxine	PENDANT	SPORES DES BACILLES du tétanos sans tétanotoxine	PENDANT	SPORES DES BACILLES du charbon sympt.
20 heures	+	20 heures	+	20 heures	+	20 heures	+
24 »	+	30 »	+	30 »	+	24 »	+
26 »	+	40 »	+	40 »	+	26 »	+
27 »	—	50 »	+	50 »	+	27 »	—
30 »	—	60 »	+	60 »	+	30 »	—
40 »	—	90 »	+	90 »	+	40 »	—
		100 »	+	100 »	+		

dans lequel les signes + et — se rapportent aux résultats des inoculations aux cobayes, *les spores des bacilles de l'œdème malin résistent pendant 26 heures à l'action de l'hydrogène sulfuré, mais sont tuées après 27 heures. Les spores des bacilles du charbon symptomatique sont détruites entre 24 et 26 heures. Beaucoup plus résistantes sont, au contraire, les spores des bacilles du tétanos. Les spores sans tétanotoxine sont aussi résistantes que* celles dans lesquelles la tétanotoxine n'a pas été détruite. L'action que l'hydrogène sulfuré exerce sur les spores contenues dans la viande desséchée de cobayes morts d'œdème malin et de charbon symptomatique est identique à celle que ce gaz exerce sur les spores des mêmes microorganismes contenues dans de la terre stérilisée. La viande desséchée et finement pulvérisée était soumise à l'action de l'hydrogène sulfuré par quantités de 30 centigrammes.

J'ai employé la même méthode pour étudier la résistance des spores des anaérobies pathogènes du sol à l'action de l'ammoniaque à l'état gazeux.

Spores des anaérobies pathogènes soumises à l'action du gaz ammoniac

PENDANT	SPORES DES BACILLES de l'œdème malin	PENDANT	SPORES DES BACILLES du tétanos avec tétanotoxine	PENDANT	SPORES DES BACILLES du tétanos sans tétanotoxine	PENDANT	SPORES DES BACILLES du charbon sympt.
1 heure	+	2 heures	+	2 heures	+	1 heure	+
2 heures	+	3 »	+	3 »	+	2 heures	+
2 h. 1/2	+	4 »	+	4 »	—	2 h. 1/2	—
3 »	—	5 »	+	5 »	—	3 »	—
4 »	—	6 »	—	6 »	—	4 »	—

Les spores des bacilles de l'œdème malin résistent 2 heures et demie à l'action de ce gaz et sont détruites après 3 heures. Les spores du bacille du charbon symptomatique, par contre, résistent 2 heures et sont tuées après 2 heures et demie. Les spores du bacille du tétanos sont plus résistantes et supportent l'action du gaz ammoniac pendant 3 heures, mais sont tuées après 4 heures. Le résultat est différent quand on emploie de la terre contenant des spores tétaniques sans en avoir détruit la tétanotoxine par la chaleur. On voit alors cette terre donner, en effet, le tétanos encore après 4 heures, mais non après 5 heures. Dans ce cas, le tétanos est, sans nul doute, dû à la tétanotoxine et non aux spores qui sont tuées après 3 heures. *La tétanotoxine est donc détruite par l'action du gaz ammo-*

niac entre 4 *et* 5 *heures.* Kitasato (1) a également constaté que l'ammoniaque à 0,96 p. 100 détruit la tétanotoxine
en 24 heures. On s'explique facilement la différence entre
les résultats de Kitasato et les miens par la quantité plus
grande d'ammoniaque à laquelle j'ai exposé la tétanotoxine.

Récemment von Rigler (2) a étudié l'action désinfectante des vapeurs d'ammoniaque et il a trouvé que les bacilles du choléra et du typhus étaient tués après 2 heures,
les bacilles et les spores du charbon après 3 heures et les
bacilles de la diphtérie après 4 heures.

*Les spores contenues dans la viande d'animaux morts
d'œdème malin et de charbon symptomatique se sont mon-
trées également résistantes à l'action du gaz ammoniac.*

De tout ce que j'ai exposé relativement à l'action de
l'hydrogène sulfuré et du gaz ammoniac sur les spores
des anaérobies pathogènes du sol il résulte que ces deux
gaz exercent sur elles une action stérilisante, surtout le gaz
ammoniac, moins l'hydrogène sulfuré. Ces résultats confirment, en outre, le même fait observé à l'égard de l'action
de la chaleur et de la lumière solaire, savoir que les spores
les plus résistantes sont celles du bacille du tétanos,
moins celle de l'œdème et moins encore celles du charbon
symptomatique.

L'action de l'acide carbonique a déjà été étudiée par
d'autres auteurs sur des microbes pathogènes et sur des
microbes non pathogènes. Fraenkel (3) a observé que toutes
les bactéries ne se comportent pas de la même manière à
l'égard de ce gaz. Quelques-unes se développent dans l'a-
cide carbonique comme en présence de l'air, quoique un
peu plus lentement (bacille du typhus, bacille d'Emmerich,
bacille de Brieger, pneumobacille de Friedlaender), d'autres
ne s'y développent pas du tout (bacille du charbon, bacille du
choléra). Ces résultats ont aussi été confirmés par Fran-

(1) 1891. Kitasato, Experimentelle Untersuchungen über das Tetanusgift. *Zeitschrift für Hygiene*, X, p. 267.

(2) 1893. Von Rigler, Desinfektion mittels Ammoniakdämpfen. *Centralblatt für
Bakteriologie*, XIII, p. 657.

(3) 1892. Fraenkel, Die Einwirkung der Kohlensäure auf die Lebensthätigkeit
der Mikroorganismen. *Centralblatt für Bakteriologie*, XI, p. 450.

kland (1). Nourry et Michel (2) expérimentant l'action de l'acide carbonique sur le lait ont observé que ce gaz n'en tue pas les microorganismes, mais qu'il en retarde seulement le développement. Comme pour les autres gaz, j'avais intérêt à étudier l'action que peut exercer sur les spores des anaérobies pathogènes l'acide carbonique.

En ce qui concerne la méthode de recherche, je n'ai pas seulement employé la méthode de Fraenkel (passage du gaz à travers les cultures de bouillon), mais je me suis également servi de la méthode décrite plus haut, en tenant la terre stérilisée mélangée avec des cultures pures sur agar des trois anaérobies pathogènes en suspension dans un milieu rempli d'acide carbonique.

Pour ensemencer les tubes contenant le bouillon stérile à travers lequel je voulais faire passer l'acide carbonique je me suis servi de cultures pures dans la gélatine que j'avais soumises à l'action de la chaleur pour tuer les bacilles, et ne laisser que les spores. Après avoir ensemencé les tubes contenant le bouillon, on les fermait avec des bouchons de caoutchouc traversés par deux tubes de verre recourbés à angle droit, dont l'un allait jusqu'au fond du tube, tandis que l'autre s'arrêtait au-dessous du bouchon. Les branches horizontales des deux tubes étaient étranglées au milieu. Après avoir laissé passer l'acide carbonique pendant quelque temps à travers le bouillon avant et après l'inoculation, on fermait à la flamme d'abord le tube de sortie, puis le tube d'arrivée ; les cultures étaient tenues à l'étuve à 37 degrés.

J'ai constamment observé qu'il ne se produisait aucun développement dans ces tubes, même après plusieurs jours passés à l'étuve. Ces résultats confirment pleinement ceux de Fraenkel (3), qui a constaté que tant *les germes de l'œdème malin que ceux du charbon symptomatique ne se développent pas en présence de l'acide carbonique.* Je dirai dans un travail ultérieur si l'acide carbonique exerce cette action seulement sur les spores ou bien aussi sur les bacilles. Actuellement, je me borne à faire observer que *les spores des anaérobies pathogènes qui n'ont pas germé en présence de l'acide carbonique se développent abondam-*

---

(1) 1889. FRANKLAND, Ueber den Einfluss der Kohlensäure und anderer Gase auf die Entwickelungsfähigkeit der Mikroorganismen. *Zeitschrift für Hygiene*, VI, p. 13.

(2) 1893. NOURRY et MICHEL, Action microbicide de l'acide carbonique dans le lait. *Comptes rendus de l'Académie des Sciences*, CXV, p. 959.

(3) Loc. cit.

*ment quand on les transporte sur d'autres terrains nu-
tritifs.*

Le fait que l'acide carbonique ne cause aucun dommage
aux spores des anaérobies pathogènes est confirmé par les
expériences pratiquées sur de la terre stérilisée contenant
les mêmes spores. En effet, le tableau suivant, dans lequel
les signes + et — indiquent comme dans les deux précédents, les résultats des inoculations aux animaux d'expérience, montre que les spores des anaérobies pathogènes
ne sont pas même tuées par un séjour de 100 heures dans
un milieu d'acide carbonique. Ceci explique qu'on ait
trouvé des spores des bacilles de l'œdème malin et du tétanos jusqu'à une profondeur de 2 mètres.

*Spores des anaérobies pathogènes soumises à l'action de l'acide
carbonique*

PENDANT	SPORES DES BACILLES de l'œdème malin	PENDANT	SPORES DES BACILLES du tétanos avec toxine	PENDANT	SPORES DES BACILLES du tétanos sans toxine	PENDANT	SPORES DES BACILLES du charbon sympt.
20 heures	+	20 heures	+	20 heures	+	20 heures	+
30 »	+	30 »	+	30 »	+	30 »	+
50 »	+	50 »	+	50 »	+	50 »	+
70 »	+	70 »	+	70 »	+	70 »	+
90 »	+	90 »	+	90 »	+	90 »	+
100 »	+	100 »	+	100 »	+	100 »	+

On sait, par les recherches de Fodor, de Nicols et de
Roster (1), que l'acide carbonique augmente à mesure que
l'on s'approche des couches profondes du sol, et l'on
cherche l'explication de ce fait, non dans une production
plus considérable de ce gaz dans les couches profondes,
mais plutôt dans son accumulation du fait qu'il ne trouve
pas une voie de sortie comme dans les couches supé-
rieures.

Il était, par conséquent, intéressant de rechercher si
l'acide carbonique, qui se trouve à diverses profondeurs

---

(1) 1893. Roster, L'acido carbonico del suolo. *Annali del Instituto d'Igiene
della R. Università di Roma*, III, p. 775.

du sol, s'y trouve en telle quantité qu'il puisse porter atteinte aux spores des anaérobies pathogènes, d'autant plus que j'en avais enfoui à diverses profondeurs des cultures pures. J'ai fait des déterminations périodiques de ce gaz dans deux jardins, dans celui de l'Institut d'hygiène et dans celui de l'Institut anatomique, dans le premier à 60 centimètres de profondeur, dans le second à 2 mètres, et cela dans les endroits correspondant à ceux où j'avais enfoui les germes des anaérobies en cultures pures.

La détermination était faite d'après la méthode de Pettenkofer; le tableau suivant en indique les résultats.

DATE	CO_2 sur 1000 d'air à 0,60 cm.	TEMPÉRATURE du sol à 0,60 cm	TEMPÉRATURE MOYENNE DE l'atmosphère	DATE	CO_2 sur 1000 d'air à 2 m	TEMPÉRATURE du sol à 2 m.	TEMPÉRATURE MOYENNE DE l'atmosphère
19 juin	0,720	22,2	24,2	23 juillet	1,210	23,5	26,5
20 »	0,760	22,2	24,9	25 »	1,150	23,4	27,5
22 »	0,740	22,4	24,9	26 »	1,125	23,5	27,5
23 »	0,810	22,3	26,2	28 »	1,201	23,5	22,8
28 »	0,720	22,2	26,8	23 »	1,210	23,5	20,5
29 »	0,750	22,3	26,7	30 »	1,310	23,2	22,4
30 »	0,781	22,4	27,7	6 août	1,260	23,5	24,0
8 juillet	0,795	22,4	26,8	8 »	1,325	23,5	24,4
10 »	0,805	22,3	27,9	11 »	1,206	23,4	23,4
12 »	0,890	22,4	27,0	18 »	1,324	23,5	26,3

Il résulte clairement de la quantité d'acide carbonique trouvée dans le sol que celle-ci ne saurait exercer aucune influence nuisible sur les anaérobies pathogènes. Si ceux-ci peuvent vivre 50 heures dans une atmosphère d'acide carbonique, ils peuvent certainement supporter la quantité de ce gaz qui se trouve à diverses profondeurs du sol : ceci est tellement vrai que les spores des anaérobies pathogènes tenues pendant plusieurs mois dans le sol aux profondeurs indiquées ont régulièrement tué les animaux d'expérience auxquels elles ont été inoculées. J'aurai d'ailleurs dans un travail ultérieur à m'occuper plus spécialement du sort des anaérobies pathogènes dans les cadavres enfouis à différentes profondeurs.

b. — *Action des sels sur les anaérobies pathogènes du sol.*

Pour étudier l'action que les éléments chimiques du sol peuvent exercer sur les anaérobies pathogènes, j'ai choisi non seulement les principales substances chimiques que l'on rencontre régulièrement dans chaque terre fumée, mais aussi quelques-unes de celles qui peuvent y pénétrer le plus communément. De fait, on sait que les alcalis n'existent pas à l'état libre dans le sol, et qu'ils s'y trouvent toujours à l'état de combinaisons, spécialement avec l'acide silicique; j'ai néanmoins étudié l'action des solutions de potasse à 1, 2 et 3 0/0, parce qu'il peut en pénétrer une quantité suffisante dans le sol avec les matières de rebut. Après avoir étudié l'action que l'ammoniaque à l'état gazeux exerce sur les anaérobies pathogènes, il m'a paru inutile d'étudier l'action des solutions de ce gaz.

Parmi les bases alcalines terreuses j'ai choisi la chaux sous forme de lait de chaux; parmi les sulfates, le sulfate d'alumine, le sulfate de potasse, le sulfate de soude et le sulfate de fer; parmi les phosphates, le phosphate de soude et le phosphate de potasse; parmi les chlorures, le chlorure de sodium; parmi les carbonates, le carbonate de soude; parmi les nitrates, le nitrate de potasse.

Ne sachant pas si ces diverses substances chimiques exerçaient ou non une action nuisible sur les spores des anaérobies pathogènes, je les ai employées en solutions saturées à froid. Je procédais de la manière suivante : je pesais chaque fois 1 gramme de la terre contenant les spores de l'un des anaérobies pathogènes préparée de la façon habituelle, je la mettais dans un tube stérilisé et j'y ajoutais 10 centimètres cubes de la solution que je voulais expérimenter. Après un nombre donné d'heures je recueillais la terre sur un filtre ordinaire de papier et la lavais plusieurs fois à l'eau distillée et stérilisée pour enlever les substances chimiques et puis je l'inoculais avec une seringue pourvue d'une grosse aiguille dans le tissu sous-cutané de cobayes. L'expérience pratiquée ainsi se rapprochait le plus possible des conditions naturelles.

J'exposerai d'abord les résultats obtenus par l'inoculation de la terre contenant les spores des bacilles de l'œdème malin après qu'elle avait été soumise à l'action des diverses substances chimiques.

Spores des bacilles de l'œdème malin soumises à l'action des sels

SUBSTANCES CHIMIQUES	DURÉE DE L'ACTION	RÉSULTAT de l'inoculation AUX COBAYES
Potasse 1 0/0	12 heures	+
	14 »	−
Potasse 2 0/0	2 »	+
	3 »	−
Potasse 3 0/0	5 minutes	−
	10 »	−
Lait de chaux	6 heures	+
	8 »	−
Sulfate de soude	30 »	+
	40 »	+
Sulfate de potasse	15 »	+
	16 »	−
Sulfate d'alumine	15 »	+
	20 »	−
Sulfate de fer	10 »	+
	30 »	−
Phosphate de potasse	13 »	+
	14 »	−
Phosphate de soude	10 »	+
	100 »	+
Nitrate de potasse	14 »	−
	30 »	+
Chlorure de sodium	50 »	+
	100 »	+
Carbonate de soude	50 »	+
	100 »	+

Ainsi qu'on le voit par le tableau ci-dessus les substances qui détruisent les spores de l'œdème malin plus ou moins vite sont la potasse, le lait de chaux, le sulfate de potasse, le sulfate d'alumine, le sulfate de fer, le phosphate de potasse, le nitrate de potasse. N'ont aucune action le sulfate de soude après 40 heures, le phosphate de soude après 100 heures, le chlorure de sodium après 100 heures, le carbonate de soude après 100 heures. On peut dire en un mot que *ce sont spécialement les sels à base de potasse qui sont capables de détruire les spores des bacilles de l'œdème malin.*

J'ai étudié au moyen de la même méthode la résistance des spores tétaniques à l'action des sels.

Les raisons exposées plus haut font comprendre la

nécessité de faire une double série d'expériences, savoir : avec de la terre contenant des spores et de la tétanotoxine et avec de la terre contenant uniquement des spores, la tétanotoxine ayant été détruite par la chaleur. J'exposerai d'abord les résultats des inoculations de terre contenant des spores et de la tétanotoxine et ayant été soumises à l'action des diverses substances chimiques.

Spores des bacilles du tétanos avec tétanotoxine soumises à l'action des sels

SUBSTANCES CHIMIQUES	DURÉE DE L'ACTION	RÉSULTAT de l'inoculation AUX COBAYES
Potasse 1 0/0	20 heures	+
	100 »	+
Potasse 2 0/0	20 »	+
	100 »	—
Potasse 3 0/0	20 »	+
	100 »	—
Lait de chaux	24 »	+
	100 »	—
Sulfate de soude	20 »	+
	100 »	+
Sulfate de potasse	10 »	+
	100 »	—
Sulfate d'alumine	10 »	+
	100 »	—
Sulfate de fer	10 »	+
	100 »	—
Phosphate de potasse	10 »	+
	100 »	+
Phosphate de soude	10 »	+
	100 »	+
Nitrate de potasse	10 »	+
	100 »	+
Chlorure de sodium	20 »	+
	100 »	+
Carbonate de soude	20 »	+
	100 »	+

Si l'on s'en tient à ces résultats, on ne peut en tirer aucune conclusion à l'égard de l'action que les diverses substances chimiques expérimentées exercent sur les spores du bacille du tétanos. On peut seulement dire que *la potasse à 2 0/0 et à 3 0/0, le lait de chaux, le sulfate de potasse, le sulfate d'alumine et le sulfate de fer détruisent et les spores et la tétanotoxine après le nombre d'heures indiqué;* mais pour les autres substances on ne saurait dire si après 100 heures elles ont détruit les spores et pas la tétanotoxine ou *vice versa*. De là, la nécessité de faire une seconde série d'expériences sur les spores tétaniques débarrassées de la tétanotoxine par la chaleur.

Les résultats de cette seconde série d'expériences sont les mêmes que ceux rapportés dans le tableau précédent et l'on peut, pour cela, tirer la conclusion suivante : Les substances chimiques qui ont une action stérilisante sur les spores détruisent aussi la tétanotoxine.

On sait, en effet, par les recherches de Kitasato (1) que la potasse à 0,42 p. 100 détruit la tétanotoxine en 1 heure, la chaux à 0,1 p. 100 aussi en 1 heure et l'ammoniaque à 0,96 p. 100 en 24 heures. Quant à la résistance des spores des bacilles du tétanos, nous pouvons dire qu'elles sont beaucoup plus résistantes à l'action des éléments chimiques du sol que les spores des bacilles de l'œdème malin.

J'exposerai enfin les résultats des inoculations de la terre contenant des spores des bacilles du charbon symptomatique soumise à l'action des solutions des principaux éléments chimiques du sol.

____

(1) *Loc. cit.*

Spores des bacilles du charbon symptomatique soumises à l'action des sels

SUBSTANCES CHIMIQUES	DURÉE DE L'ACTION	RÉSULTAT de l'inoculation AUX COBAYES
Potasse 1 0/0	1 heure	—
	3 heures	—
Potasse 2 0/0	1 heure	—
	4 heures	—
Potasse 3 0/0	5 minutes	—
	1 heure	—
Lait de chaux	6 heures	+
	14 »	+
Sulfate de soude	24 »	+
	20 »	+
Sulfate de potasse	16 »	+
	20 »	—
Sulfate d'alumine	8 »	+
	14 »	+
Sulfate de fer	10 »	—
	40 »	—
Phosphate de potasse	4 »	—
	10 »	+
Phosphate de soude	10 »	+
	20 »	—
Nitrate de potasse	6 »	—
	10 »	+
Chlorure de sodium	10 »	+
	20 »	+
Carbonate de soude	10 »	+
	20 »	+

Ainsi que le montre le tableau ci-dessus, les *spores du bacille du charbon symptomatique sont détruites en un temps relativement court par les solutions de potasse à* 1 *p.* 100, 2 *p.* 100 *et* 3 *p.* 100, *et par le lait de chaux, le sulfate de potasse, le sulfate d'alumine, le phosphate de potasse, le nitrate de potasse.* Les spores du bacille du charbon symptomatique résistent moins bien que les bacilles de l'œdème malin à l'action des éléments chimiques du sol à base de potasse. Ceci confirme les faits que nous avons constatés à l'égard de l'action de la chaleur et de la lumière solaire sur les mêmes spores.

Arloing, Cornevin et Thomas (1) ont expérimenté l'action de diverses substances chimiques sur le virus frais du charbon symptomatique et ont trouvé qu'il n'est

---

(1) *Loc. cit.*

détruit après 48 heures ni par la potasse à 1/5, ni par l'ammoniaque, ni par le chlorure de sodium, ni par la chaux vive, ni par l'eau de chaux. En ce qui concerne le chlorure de sodium, les résultats auxquels je suis arrivé concordent avec ceux des auteurs français. Les résultats diffèrent à l'égard de la chaux, de l'ammoniaque et de la potasse, mais ces divergences s'expliquent par la diversité des procédés et par des différences dans la quantité employée des désinfectants. Les résultats obtenus avec les solutions saturées de chlorure de sodium sont en concordance avec ceux de de Freytag (1), qui a constaté que cette substance n'exerce, même au bout de six mois, aucune action nuisible sur les spores des bacilles du charbon.

Après avoir vu que quelques-uns des éléments chimiques du sol peuvent exercer une action nuisible sur les spores des anaérobies pathogènes, j'ai voulu voir quelle action ces diverses substances chimiques réunies exercent sur les mêmes spores. Pour cela, j'ai mélangé dans un récipient des quantités égales des dissolutions des sels qui exercent une action nuisible sur les spores et dans un autre récipient des quantités égales des sels qui s'étaient montrés inoffensifs. De chacun de ces mélanges je pris 10 centimètres cubes et en expérimentai l'action d'après la méthode exposée plus haut. Tandis que les spores des bacilles de l'œdème malin et du charbon symptomatique ne résistent pas à l'action du mélange des sels nuisibles, les spores des bacilles du tétanos le supportent pendant quelques heures. Les substances chimiques qui, séparément, ne tuent pas les spores des trois anaérobies pathogènes ne les tuent pas non plus mélangées ensemble.

Ayant rapporté à la fin de chaque paragraphe les conclusions y relatives, je consignerai ici seulement quelques-unes des conclusions principales.

---

(1) De Freytag, Ueber die Einwirkung concentrirter Kochsalzlösungen auf das leben von Bakterien. *Archiv für Hygiene*, XI, p. 60.

Conclusions

1° Les spores des anaérobies pathogènes du sol supportent pendant plusieurs heures des températures élevées, et par conséquent la chaleur, considérée comme agent physique naturel, ne peut certainement pas les détruire en peu de temps. La lumière solaire, au contraire, est capable de les détruire en un temps relativement court, indépendamment de la chaleur.

2° Les spores des anaérobies pathogènes du sol conservent longtemps leur vitalité et leur pouvoir pathogène tant dans les eaux potables communes que dans celles contenant des matières organiques animales ou végétales en putréfaction. Elles résistent, en outre, longtemps à la dessiccation.

3° Les spores des anaérobies pathogènes du sol résistent pendant plusieurs heures à l'action des gaz qui se trouvent régulièrement ou accidentellement dans le sol. Elles sont très résistantes à l'action de l'acide carbonique, moins à celle de l'hydrogène sulfuré, moins encore à celles du gaz ammoniac. Elles offrent une grande résistance à l'action des substances chimiques qui peuvent se trouver dissoutes dans la terre.

4° Les spores les plus résistantes à la chaleur, à la lumière solaire et aux éléments chimiques du sol sont celles du tétanos; en second lieu, celles du bacille de l'œdème malin; en troisième lieu, celles du bacille du charbon symptomatique.

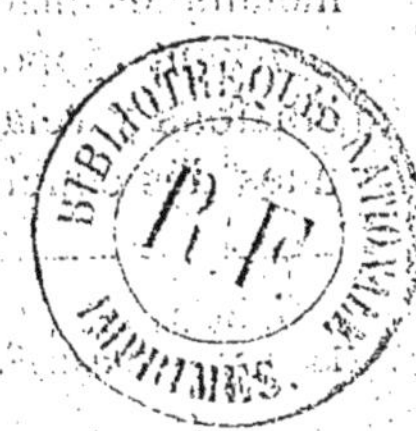

9 782019 218591